LA DIETA CETOGÉNICA
La mejor forma de conocerla y hacerla variando cada día

Premisa

Querido lector o lectora, te agradezco, porque si tienes este libro en mano quiere decir que estás buscando saber más de la Dieta Cetogénica. Es mi deber ponerte en guardia antes de comenzar la lectura, debes de saber que el régimen alimenticio que se debe asumir con la Dieta Cetogènica NO es adecuado para todos, si continuas la lectura te explicaré paso a paso los motivos más importantes.

A pesar de las razones por las cuales lees este libro, tienes que ser consciente que estás por comenzar un recorrido que cambiará tus costumbres alimenticias, inclusive aquellas de los que te rodean.

No leas este libro si eres de esas personas a las que se les erizan los pelos solo escuchando la palabra DIETA.

Pero yo sé que eres un lector/a valiente, por este motivo en este libro encontrarás información útil, ventajas y desventajas de la Dieta Cetogènica, te explicaré que son los carbohidratos y las proteínas, veremos cómo escoger los alimentos más adecuados y para finalizar nos divertiremos preparando muchas recetas gustosas.

¡Buen provecho!

Qué es la Dieta Cetogénica

Empezamos por definir la palabra DIETA que, siguiendo un régimen alimenticio correcto no necesariamente significa sacrificio.

El diccionario de la lengua española nos da tres definiciones de la palabra DIETA, son las siguientes:

1. método habitual de alimentación de una persona, grupo o población durante un cierto periodo de tiempo

2. régimen alimenticio que prevea el uso de determinadas cantidades y calidades de alimentos, adoptados para la prevención o el tratamiento de enfermedades

3. abstinencia temporal de alimentos o ciertos alimentos: permanecer, hacer dieta; seguir, observar una dieta

La etimología de la palabra dieta deriva del latino diaeta(m), que a su vez del término griego díaita 'tenore di vita'.

Es decir, por lo tanto, que seguir una dieta automáticamente corresponde a seguir un nivel de vida correcto que, junto con una actividad física diaria correcta, garantiza un estado de bienestar.

La DIETA CETOGÉNICA es una dieta que priva al cuerpo de carbohidratos alimenticios (pasta, pan, galletas) asegurándose de que el cuerpo privado de estas preciosas reservas de energía, produzca independientemente la glucosa esencial para la supervivencia y aumenta el consumo energético contenido en el tejido adiposo.

Por esta razón el régimen cetogénico se considera adelgazante.

La DIETA CETOGÉNICA es por lo tanto una dieta basada en un régimen que produce los llamados cuerpos cetónicos que utilizan, repetimos en ausencia de carbohidratos, el consumo de grasas (lípidos) y glucosas presentes naturalmente en el cuerpo humano.
Usted debe saber, sin embargo, que este tipo de dieta debe hacerse sólo en ausencia de ciertas patologías, posiblemente informando y evaluando la opción de seguir el régimen cetogénico, que es un esfuerzo para el organismo y por lo tanto también puede ser perjudicial.
No sigas esta dieta sólo para perder peso. En los próximos capítulos vamos a repasar todos los pros y contras, por lo que tendrá una imagen completa antes de probar las recetas en este libro.
En todo caso recuerda una cosa fundamental, cualquier tipo de dieta debe hacerse sólo por un período definido de tiempo más allá de la cual usted intente mantener los resultados logrados, preservando un estilo de vida saludable.

Desde cuando se habla de la Dieta Cetogénica

En este breve capítulo te sorprenderás/asombrarás querido lector/a, al descubrir que la primera aproximación médica a una Dieta Cetogénica, ¡se remonta a 1920!

En cierto sentido, el cuerpo humano que, desde los albores del tiempo ha tenido la necesidad de alimentarse, ha desarrollado un sistema que permite al organismo satisfacer la necesidad de energía vital, incluso cuando la comida era escasa, Hace 8000 años, el hombre se alimentaba principalmente de proteínas animales por la caza, eran estos a ser transformados en energía.

La historia más reciente nos dice que:

- En la década de 1920, por primera vez, la Dieta Cetogénica se probó en el tratamiento de la epilepsia
- En 1976, en la Universidad de Harvard, el profesor Blackburn, estableció el primer protocolo de dieta basado en la proteína que fue validado oficialmente por el Departamento de Salud de los Estados Unidos en 1993.
- En 1997, el profesor Bjorntorp, en un estudio publicado en Lancet, definió y completó el protocolo sobre la Dieta Cetogénica, desarrollando el concepto de VLCD
- Un nuevo estudio, realizado en Finlandia entre 2003 y 2010 por el Ministerio de Salud finlandés,

propone el método cetogénico como terapia de primera elección en el programa de prevención de la obesidad asociado a factores de riesgo.
Los estudios están todavía en marcha y demuestran que se puede perder peso, no se debe hacer bajo consejo de un entrenador personal.

Quien puede hacer la Dieta Cetogénica

Seguramente tú que estás leyendo este libro, quieres intentarlo solo durante unas semanas para bajar de peso con la Dieta Cetogénica, pero antes de empezar tienes que saber que:

• Esta dieta sirve para bajar de peso rápidamente, pero implica un cambio profundo en el metabolismo y más trabajo por el hígado.

• Por esta razón lo haces bajo supervisión médica, debes saber que hay casos en los que empiezas tu dieta en el hospital y continúas en casa.

• Si se conocen enfermedades renales hepáticas o problemas cardiovasculares, busque asesoramiento médico.

• Es una dieta particular a menudo utilizada con fines terapéuticos, esto no significa que no pueda ser hecha por cualquier persona, lo que no es correcto es hacerla, por ejemplo, si sólo se quiere perder algún que otro kilo.

• Tienes que ser constante y meticuloso en el seguimiento de las instrucciones del médico y en la dosificación correcta de los alimentos, para tener la ingesta diaria correcta de calorías.

Y ahora veremos cómo tenemos que prepararnos para la Dieta Cetogénica.

Exámenes médicos a realizar

Antes de comenzar la Dieta Cetogénica y decidir por un período de renunciar a los carbohidratos (en el capítulo 8 veremos lo que son y dónde están) en favor de las proteínas (en el capítulo 9 vamos a conocerlos mejor) te sugiero hacer una revisión completa.
Es esencial realizar un análisis completo de sangre y uno de orina que excluya las todas las posibles patologías.
Es aconsejable informar al nutricionista de la posible ingesta de medicamentos, como cortisona, o si se sigue una terapia farmacológica para la hipertensión.
También se deben realizar exámenes periódicos de sangre y orina durante la realización de la dieta. Verás que los análisis realizados durante la Dieta Cetogénica mostrarán un aumento de la actividad hepática, pero son esenciales para descartar otros problemas.
Si se hace bien es posible perder entre 1–2 Kg durante la primera semana.

Las ventajas – Para quien es particularmente útil

La Dieta Cetogénica según estudios médicos autorizados ha demostrado sus mayores beneficios en el tratamiento de pacientes adultos con:
- Enfermedad de Alzheimer
- Enfermedad de Parkinson
- Esclerosis lateral amiotrófica
- Obesidad
- Diabetes tipo 2 y síndrome metabólico
- Pacientes con indicación de pérdida de peso rápida para comorbilidad grave
- Dolores e inflamaciones generales
- Trauma del cráneo
- Tratamiento de tumores invasivos
- Enfermedades hepáticas no-relacionadas con el alcohol

La Dieta Cetogénica está especialmente indicada para los niños con epilepsia.

El proceso cetogénico obliga a las células a modificar su fuente de energía consistente a menudo en azúcares producidos por carbohidratos.

Por esta razón se logra perder peso rápidamente y en el caso de problemas de salud como los enumerados se ha notado una disminución aguda de los síntomas.

Las desventajas – El estado de cetosis y sus efectos secundarios

Querido lector o lectora, debes saber que a pesar del reconocimiento científico de la Dieta Cetogénica, así como cualquier otra dieta nos trae ventajas y desventajas-En el capítulo anterior pudimos conocer sus beneficios, pero especialmente en el período inicial también podríamos sufrir sus efectos secundarios, que son bastante comunes.

A corto plazo se pudiese padecer:

- Dolor de cabeza
- Halitosis por acidosis
- Náuseas, vómitos, diarrea y falta de apetito
- Somnolencia
- Deshidratación
- Hipoglucemia

A largo plazo se pudiese padecer:

- Pérdida del cabello
- Estreñimiento
- Rara vez reducción de la tolerancia al frío y mareos posturales.

Para evitar efectos secundarios a largo plazo, una dieta como la cetogénica se sigue durante un cierto período de tiempo y estrictamente, como ya hemos dicho en los capítulos anteriores, bajo estricta supervisión médica.

El estado de cetosis

En la biología humana el estado de la cetosis es aquel en el cual un organismo se encuentra en la ausencia o más bien "corto" de azúcares en la sangre. Esto resulta en un aumento de cuerpos cetónicos.
Los cuerpos cetónicos son sólo moléculas de naturaleza grasa, producidas por el hígado que utilizan las "reservas" de energía presentes en el cuerpo, causando acidosis, que a menudo resulta en halitosis.
Desafortunadamente, esta afección puede ocurrir durante una Dieta Cetogénica, para remediarla es suficiente reequilibrar los niveles de glucosa mediante la suspensión de la dieta.

No realizar esta dieta si…

Querido lector o lectora, estamos casi a la mitad de este libro/pequeño manual sobre la Dieta Cetogénica, te pido un poco más de paciencia antes de comenzar a preparar las recetas porque quiero decirte de no hacer esta dieta si…

- Julio te la sugirió mientras entrenabas con él en el gimnasio
- No eres constante y está predispuesto a cambiar tus hábitos alimenticios
- Crees que esta dieta puede hacerte perder peso rápidamente
- Sufres de enfermedades renales o sanguíneas
- No puedes renunciar a la pasta y el pan

Conozcamos los carbohidratos

Varias veces en estas páginas hemos dicho que la Dieta Cetogénica para ser realizada en la mejor manera impone la "casi" ausencia total de carbohidratos, pero ¿qué son y dónde están los carbohidratos?
Los carbohidratos, también llamados glúcidos, son sustancias formadas principalmente por el carbón y el agua. Se encuentran principalmente en alimentos de origen vegetal, en esencia son todos los alimentos ricos en azúcares, tales como pasta, pan, pizza, postres, patatas, normalmente proporcionan la gran parte de las kilocalorías necesarias para la ingesta energética diaria de un adulto.
Son los carbohidratos a través de los glúcidos a nutrir los tejidos tales como los nervios durante unas 24 horas en ausencia de actividad física diaria y durante unos 16–20 horas en un organismo que realiza actividad física diaria.
La disminución de estas en la Dieta Cetogénica, inducen al cerebro a pedir energía de otras fuentes, recurriendo en primer lugar a las reservas de grasas.

Conozcamos las proteínas

Veamos ahora qué son las proteínas y dónde están, ya que nos familiarizaremos con ellas durante la Dieta Cetogénica.

Las proteínas son una clase muy importante de moléculas biológicas y derivan de la unión de unidades básicas llamadas aminoácidos, estas están presentes en todos los alimentos que ingerimos durante el día y proporcionan a nuestro cuerpo carbono, hidrógeno, nitrógeno y azufre.

Es evidente que proporcionan menos energía que los carbohidratos, pero en ausencia de hidratos de carbono se utilizan para las necesidades energéticas diarias.

Puesto que estarán presentes en diferentes recetas para la Dieta Cetogénica, voy a enumerar, por ejemplo, algunos alimentos en los que las proteínas están presentes con sus respectivas calorías por cada 100 gr.

Tipo de alimento
Proteína por 100 gr
Besugo de mar
17
Lenguado
16
Lentejas
25
Almendras
25

Jamón crudo
20
Bresaola
35
Rebanada de pavo
24
Ternera o carne de res
20
Pollo
17

La Dieta Cetogénica requerirá que consumas más carne, huevos, legumbres y verduras, por lo que aumentarás las proteínas y disminuirás los azúcares.

Los alimentos más adecuados - Menú ejemplo

Estamos casi allí, unas páginas más de paciencia y vamos a pasar a las recetas, antes de, quiero darte una visión más completa y describirte una semana ejemplo de la Dieta Cetogénica.

Prohibidos durante esta dieta pizzas, palitos de pan, galletas, pan y patatas, esto ya lo sabes.

Luz verde a frutos secos, avellanas, almendras, nueces, cacahuetes y semillas.

Puedes comer sin límite la fruta que prefieres, posiblemente siguiendo la estacionalidad de la comida, manzana, pera, plátano, fresas, naranjas, arándanos, melocotones, albaricoques, sandía. La fruta contiene azúcares naturales que se asimilan de manera diferente a los producidos por los carbohidratos más complejos.

Las verduras y hortalizas en general también deben incluirse en una Dieta Cetogénica, son ricas en vitaminas y minerales y promueven la eliminación del exceso de líquidos.

Es posible si no eres intolerante a la lactosa beber leche parcialmente desnatada, comer yogur, cereales, legumbres (frijoles, garbanzos, lentejas, frijoles).

De vez en cuando también es posible disfrutar de un sándwich de pan integral, galletas con miel y cereal integral.

Aquí está una semana ejemplo de la Dieta Cetogénica. Consideramos 5 comidas diarias, desayuno, merienda, almuerzo, merienda y cena.

Lunes:

• Desayuno: Un vaso de leche semidesnatada y un pequeño sándwich integral con jamón cocido

• Snack: 50 g de nueces u otra fruta de tu elección

• Almuerzo: Pescado magro con verduras de tu elección y una manzana

• Snack: Un yogur blanco magro

• Cena: Ternera asada, ensalada y una fruta de tu elección

Martes:

• Desayuno: Yogur magro, 40/50 g de fruta seca (nueces), 50 g de jamón crudo

• Snack: 50 gramos de fruta seca

• Almuerzo: bacalao con verduras al vapor y una fruta de temporada de tu elección

• Snack: 50 gr de fruta seca

• Cena: Pechuga de pollo a la plancha con verduras sazonadas con aceite de oliva extra virgen o mantequilla

Miércoles

• Desayuno: Un zumo y un sándwich de pan integral con Bresaola y queso magro

• Snack: 50 gramos de avellanas

• Almuerzo: Hamburguesa a la plancha, ensalada y fruta de tu elección

• Snack: Un cubo de queso parmesano

Jueves:

- Desayuno: Cereal integral con leche de arroz y jugo de naranja
- Snack: Dos rebanadas de pan integral con miel
- Almuerzo: Queso magro con ensalada de tomate sazonada con aceite de oliva extra virgen y una pizca de sal y orégano
- Snack: Una fruta de tu elección
- Cena: Sopa de legumbres

Viernes:
- Desayuno: Yogur magro, 40/50 g de fruta seca (nueces), 50 g de jamón crudo
- Snack: 50 g de almendras
- Almuerzo: Pescado blanco, ensalada o contorno de verduras sin papas y una manzana
- Snack: Un trozo de parmesano
- Cena: Carne asada con rúcula y queso grana

Sábado:
- Desayuno: Leche parcialmente desnatada y un sándwich de pan integral con jamón crudo
- Snack: Una fruta de tu elección o un tipo de melocotón
- Almuerzo: Salmón con verduras
- Snack: Una fruta de tu elección, como la manzana
- Carne de pavo, ensalada y una fruta

Domingo:
- Desayuno: Cereales integral con leche de arroz y jugo de fruta
- Snack: yogur blanco magro
- Almuerzo: Arroz con verduras de tu elección y una manzana

- Snack: Un cubo de queso parmesano
- Cena: Pechugas de pollo a la plancha con verduras de tu elección y una pera.

Como puedes ver una semana típica excluye la pasta y otros alimentos comunes. Las bebidas no se mencionan, pero es natural durante cualquier tipo de dieta, dar preferencia al agua mineral o con gas, como tu desees. Se debe limitar lo más posible el consumo de alcohol y a menudo beber tés de hierbas o jugos de frutas.

Es muy importante que no te saltes los bocadillos de media mañana y tarde.

Y ahora cocinamos con la Dieta Cetogénica…

Te agradezco por haber leído hasta aquí, estamos por llegar a la parte final de este libro en el próximo capítulo. En los capítulos siguientes encontrarás una serie de recetas para degustar y aprender nuevas y diferentes maneras de cocinar vegetales. Cuando hagas la compra en el supermercado tratar de escoger vegetales o frutas de la temporada posiblemente procedentes de una cadena de suministro controlada.

Dicho esto, en los siguientes capítulos encontrarás una serie de recetas adecuadas incluso para los más jóvenes que, por problemas de salud (epilepsia, obesidad) pueden ser forzados por un período de su vida a adoptar el régimen cetogénico. Descubrirás que algunas recetas son en cualquier caso sabrosas y asequibles incluso para aquellos que no siguen la Dieta Cetogénica.

Verás receta tras receta cuántas cosas puedes comer y descubrirás nuevas combinaciones para degustar.

Por último, creo que es apropiado proporcionarte un esquema práctico en el que por conveniencia he dividido en grupos los principales alimentos permitidos, por supuesto que puedes variar según lo que más te guste.

GRUPO 1 Cereales y derivados: arroz, pasta, pan, productos de panadería, palitos de pan, galletas dulces o saladas, brioches, pizza, harina, sémola, polenta, maíz, avena y las patatas

Los alimentos que pueden evitarse durante la Dieta Cetogénica forman parte del grupo 1, ya que son los alimentos más ricos en carbohidratos. Sin embargo, es posible darse el gusto de vez en cuando con un sándwich de pan integral o galletas.

GRUPO 2 frutas y verduras, también incluye legumbres frescas

El Grupo 2 debes tenerlo muy en cuenta, porque las frutas, verduras y legumbres son fuentes de importantes vitaminas como la A, la C, la B y sales minerales. Se pueden las legumbres, pero es necesario limitar la cantidad porqué son ricas en almidón.

GRUPO 3 leche y sus derivados, incluye: leche, yogur, productos lácteos y quesos

En la Dieta Cetogénica, los alimentos del grupo 3 ricos en calcio, vitamina D, A, B y grasas de origen animal se convierten en aliados fundamentales y preciosos.

GRUPO 4 carne, huevos, pescado y legumbres secas

Los alimentos del grupo 4 se encuentran a menudo en las siguientes recetas, ya que son una fuente esencial de proteínas y grasas.

GRUPO 5 grasas para sazonar

Los condimentos que indiqué en el grupo 5 por conveniencia, representan una parte esencial de la Dieta

Cetogénica, la recomendación es elegirlos de calidad, preferir siempre que sea posible, aceite de oliva extra virgen y todas aquellas grasas de origen vegetal, como la manteca de cerdo, por ejemplo.
¡Bueno, ahora finalmente aquí tienes tus recetas!

Recetas para niños

Las recetas que encontrarás en este capítulo, son adecuadas para niños y también excelentes para adultos. Recetas para niñas de 12 meses, con una ingesta calórica de 900 kcal al día:

- Crema de conejo con calabacines
- Calabacines y huevos
- Bávaro de frutas

Recetas para niñas de 2 años, con una ingesta de calorías de 750 kcal por día:

- Jamón crudo con puré de calabazas
- Arroz con homogeneizado de pollo y verduras

Recetas para niñas de 3 años y medio, con una ingesta calórica de 750 kcal por día:

- Ensalada de atún
- Mousse de mascarpone y manzana
- Rebanadas de pan tostado con queso y calabacines
- Jamón con tomates

Ahora te sugiero algunas recetas para niños de 4 años o más, cuya ingesta diaria de calorías es de alrededor de 1350 kcal:

- Brócoli gratinado
- Tortilla Napolitana
- Berenjenas a la parmesana
- Risotto con queso gorgonzola
- Nata cocida de naranjas.

Recetas para niños a partir de 8 años, con una ingesta diaria de calorías de 1750 kcal:
* Galletas de chocolate
* Platija a la meunière con ensalada
* Lenguado al horno con calabacines
* Carne de res troceada con alcachofas

Recetas para niñas de 12 meses, con una ingesta calórica de 900 kcal al día

Crema de conejo y calabacín
Se puede preparar tanto para el almuerzo como para la cena.
Ingredientes:
* Homogeneizado de conejo 25 g (puede ser sustituido por homogeneizado de pollo)
* Calabacines 40 g
* Aceite de oliva extra virgen 16 g
Preparación:
Lavar y pesar los calabacines, después cocinarlos al vapor. Calentar los homogeneizados en baño maría y ponerlo en un plato, añadir los calabacines cocidos al vapor y un poco de aceite de oliva extra virgen, mezclar todo hasta obtener una crema.
N.B: Las cantidades indicadas se refieren a una porción, no hace falta decir que se puede hacer más y dividirlos entre el almuerzo y la cena.

Calabacines y huevos
Ingredientes:
- ½ Huevo 30 g
- Calabacines 40 g
- Aceite de oliva extra virgen 15 g

Preparación:
Hervir un huevo hasta que se vuelva firme, tomará unos 20 minutos. Después de hervido, en un plato, cortar aproximadamente a la mitad la yema y la clara de huevo. Lavar y pesar los calabacines, después de cortarlos en rodajas finas, cocínalos al vapor o en plancha, tomará unos 15 minutos. Compone el plato combinando los calabacines, el huevo y completando con un poco de aceite de oliva extra virgen crudo.

N.B: Las cantidades indicadas se refieren a una porción, no hace falta decir que se puede hacer más y dividirlos entre el almuerzo y la cena.

Bávaro de frutas

Ingredientes:

- Nata fresca 77 g
- Queso 16 g
- Homogeneizado de frutas 12 g
- Grenetina (gelatina sin sabor) y sacarina.

Preparación:

Prepara la grenetina en agua caliente. Póngalo en un recipiente y añada la misma cantidad exacta de nata fresca, es decir, 77 gr. Endulzar con sacarina líquida.

Poner la preparación en el refrigerador y, antes de servir añada el homogeneizado de fruta en la superficie.

Servir el queso por separado con un té de hinojo endulzado con sacarina.

N.B Las cantidades indicadas se refieren a una porción, no hace falta decir que se puede hacer más y dividirlos entre el almuerzo y la cena.

Recetas para niñas de 2 años, con una ingesta de calorías de 750 kcal por día.
Jamón crudo con puré de calabazas
Ingredientes:
- Jamón magro crudo 8 g
- Mayonesa 11 g
- Calabaza amarilla 55 g
- Aceite de oliva extra virgen 6 g
- Rebanas de pan tostado ricas en fibra 4 g
- Mantequilla 6 g
- Manteca de cerdo 3 g

Preparación:
Limpia, pesa y cocina la pulpa de calabaza. Agregue un poco de caldo vegetal hasta que la pulpa de calabaza se ablande, añada unas hojas de salvia bien lavadas y una llovizna de aceite, pase la mezcla obtenida a la licuadora. Espalmar la mantequilla en las rebanadas de pan tostado.

Preparar un plato con las rodajas de jamón (8 g son dos rebanadas), hacer lo mismo con la manteca de cerdo finamente picada. Decorar el plato con mayonesa.

Arroz con homogeneizado de pollo y verduras
Ingredientes:
        • Caldo vegetal granular 6 g
        • Arroz 5 g
        • Calabacines 43 g
        • Queso rallado 2 g
        • Homogeneizado de conejo 8 g
        • Aceite de oliva extra virgen 20 g
Preparación:
Disolver el caldo granular vegetal en la cantidad de agua suficiente para la sopa, añadir el aceite y cocinar los calabacines pelados y cortados en trozos pequeños.
Añadir el arroz y por último el homogeneizado de conejo.
Finaliza la receta espolvoreando con la Grana rallada.
N.B Las cantidades indicadas se refieren a una porción, no hace falta decir que se puede hacer más y dividirlos entre el almuerzo y la cena.

Recetas para niñas de 3 años y medio, con una ingesta calórica de 750 kcal por día.
Ensalada de atún
Ingredientes:
- Atún en aceite 11 g
- Lechuga 40 g
- Aceitunas negras 10 g
- Lecitina de soja 6 g
- Mayonesa 12 g
- Aceite de oliva extra virgen 9 g

Preparación:
Limpiar, lavar y pesar la lechuga, si las hojas son largas dos será suficiente, si son más cortas necesitarás cuatro. Cortar la lechuga y ponerla en un recipiente especial. Añadir el atún, las aceitunas y la lecitina de soja. Para sazonar preparar una emulsión de aceite y mayonesa.

N.B Las cantidades indicadas se refieren a una porción, no hace falta decir que se puede hacer más y dividirlos entre el almuerzo y la cena.

Mousse de mascarpone y manzana
Ingredientes:
- Mascarpone 10 g
- Mantequilla 10 g
- Manzanas 15 g
- Aroma de vainilla

Preparación:
Lavar y pelar la manzana, rallarla finamente. En un bol mezclar el mascarpone con la manzana rallada, el aroma de vainilla, la mantequilla y la sacarina. Una vez obtenida una crema homogénea, cubrir el recipiente con plástico de envolver y guardarlo en la nevera durante media hora antes de consumirlo.

N.B Las cantidades indicadas se refieren a una porción, no hace falta decir que se puede hacer más y comerlos entre el almuerzo y la cena

Rebanadas de pan tostado con queso y calabacines
Ingredientes:
- Rebanadas de pan tostado ricos en fibra 4 g
- Queso tipo quark 60g
- Calabacines 55 g
- Queso grana 11 g
- Mayonesa 10 g
- Aceite de oliva extra virgen

Preparación:

Pesar, lavar y cortar a lo largo los calabacines, luego cocinarlos a la plancha o al vapor. Sazonar con aceite, queso grana y sal al gusto Componer el plato poniendo el queso en el centro y alrededor los calabacines, decorar con un poco de mayonesa. Tome las rebanadas de pan y espálmelas con la mantequilla para acompañar el queso y calabacines.

N.B Las cantidades indicadas se refieren a una porción, no hace falta decir que se puede hacer más y dividirlos entre el almuerzo y la cena.

Jamón con tomates
Ingredientes:

- Rebanas de pan tostado integrales 7 g
- Jamón magro cocido 36 g
- Ensalada de tomates 65 g
- Mayonesa 23 g
- Lecitina 5 g
- Aceite de oliva extra virgen 12 g

Preparación:
Coloque las rodajas de jamón laminado en una tabla de cortar. Pesar los tomates, servirán unos 3 no muy grandes o uno grande y redondo, Te sugiero que tomes uno entre el rojo y el verde. Después de haberlos dejado reposar, ponerlos en un recipiente con aceite, mayonesa y lecitina de soja. Espalmar las rebanadas con la mitad de la mantequilla. Las necesitarás para acompañar los tomates.

N.B Las cantidades indicadas se refieren a una porción, no hace falta decir que se puede hacer más y dividirlos entre el almuerzo y la cena.

Ahora te sugiero algunas recetas para niños de 4 años o más, cuya ingesta diaria de calorías es de alrededor de 1350 kcal.

Brócoli gratinado

Ingredientes:

- Brócoli 55 g
- Aceite de oliva extra virgen 5 g
- Lecitina de soja 3 g
- Queso grana 5 g
- 35% Crema 85 g

Preparación:

Limpiar, lavar y pesar el brócoli. Preparar una bechamel con nata y queso Grana. Corta un poco el brócoli y colóquelos en una bandeja antiadherente, cúbralos con la salsa bechamel, y adorne con la lecitina. Deja la bandeja en el horno hasta dorar al punto correcto. Servir el brócoli gratinado tibio.

N.B Las cantidades indicadas se refieren a una porción, no hace falta decir que se puede hacer más y dividirlos entre el almuerzo y la cena.

Tortilla napolitana
Ingredientes:
- Huevo entero 50g
- Tomates en vinagre 45 g
- Queso grana 3 g
- Mayonesa 19 g
- Lecitina 5 g
- Aceite de oliva extra virgen 10 g

Preparación:
Romper el huevo, batirlo y pesar la cantidad exacta en la sartén que servirá para cocinar la tortilla. Añadir el queso grana rallado y poner la mitad del aceite indicado en la receta. Lavar y pesar los tomates después de escurrirlos. Preparar una mezcla de aceite y mayonesa para sazonar los tomates. Colocar la tortilla en un plato, colocar encima los tomates y sazonar con una pizca de orégano.
N.B Las cantidades indicadas se refieren a una porción, no hace falta decir que se puede hacer más y dividirlos entre el almuerzo y la cena.

Berenjenas a la parmesana

Berenjenas a la parmesana es uno de los platos típicos de Apulia (Italia), es excelente en esta versión también para los niños.

Ingredientes:

- Berenjena 50 g
- Tomates pelados 20 g
- Tocino ahumado 20 g
- Queso en fetas10 g
- Aceite de oliva extra virgen 15 g

Preparación:

Lavar, pesar las berenjenas cortadas en rodajas muy finas, mantenerlas durante media hora empapadas en agua y sal, eliminará el sabor amargo. Cocínalas a la plancha. Preparar la receta utilizando una bandeja de horno antiadherente, colocando a estratos las rodajas de berenjena, los tomates, el tocino ahumado en rodajas finas y finalmente las fetas de queso. Espolvorear con un poco de orégano y añadir el aceite. Hornear a 180° durante unos 20 minutos para terminar de cocinar.

N.B Las cantidades indicadas se refieren a una porción, no hace falta decir que se puede hacer más y divide las porciones entre el almuerzo y la cena.

Risotto con queso gorgonzola
Ingredientes:
- Arroz de Shirataki 150 g
- Queso gorgonzola 25 g
- Manteca de cerdo 5 g
- Achicoria roja 50 g
- Aceite de oliva extra virgen 13 g

Preparación:
Cocer el arroz en agua salada, cuando esté listo verterlo en un recipiente donde se agregará el gorgonzola ablandado durante un minuto en el microondas, añadir la mitad del aceite y manteca de cerdo cortado muy fino. Lavar y pesar el achicoria sazonado con el aceite restante e incorporar el arroz con el gorgonzola.

N.B Las cantidades indicadas se refieren a una porción, no hace falta decir que se puede hacer más y dividirlos entre el almuerzo y la cena.

Nata cocida con naranjas

Ingredientes:

- Nata con 35% de grasa 50 g
- Naranjas 45 g

Preparación:

Con las dosis indicadas obtendrá una mini crema de naranja cocida. Primero tiene que preparar la gelatina sin sabor en un poco de agua hirviendo. Cortar la pulpa de la naranja finamente y añadir la crema, endulzando con sacarina.

Caliente y gire para amalgamar todo. Ponga la crema batida enfriada en el refrigerador y decorarla con un poco de piel de naranja orgánica bien lavada.

N.B Las cantidades indicadas se refieren a una porción, no hace falta decir que se puede hacer más y dividirlos entre el almuerzo y la cena.

Recetas para niños a partir de los 8 años, con una ingesta diaria de calorías de 1750 kcal.

Galletas de chocolate

Ingredientes:

- Yema de huevo 30 g
- Clara de huevo 25 g
- Chocolate negro 9 g
- Mantequilla 33 g
- Aceite de girasol 5 g
- Piñones de 3 g

Preparación:

Romper el huevo y separar la yema de la clara, pesar la cantidad exacta para ambos. Batir la clara de huevo con una pizca de sal. Derrita el chocolate negro en un baño maría y añádelo a la mantequilla ablandada a temperatura ambiente. Añadir la yema de huevo, un poco de cáscara de limón rallada, una pizca de polvo de hornear disuelto en agua tibia. Mezclar con el aceite de girasol y añadir los piñones picados, luego endulzar con sacarina líquida. Enciende el horno para llevalo a la temperatura de 170°C. Moldea las galletas dándoles la forma deseada y colóquelas en una bandeja para hornear. Hornee durante unos 20 minutos hasta que estén cocinadas.

Sirve las galletas con una taza de té verde.

N.B Las cantidades indicadas se refieren a una porción, no hace falta decir que se puede hacer más y dividirlos entre el almuerzo y la cena.

Platija a la meunière con ensalada
Ingredientes:
- Platija 40 g
- Lechuga 55 g
- Aceitunas negras secas 20 g
- Mayonesa 25 g
- Lecitina 5 g
- Aceite de oliva extra virgen 15 g

Preparación:
Pesar y empanar la platija con lecitina de soja, añadir las aceitunas negras cortadas en medias lunas, coloca todo en una bandeja de hornear cubierta con papel de aluminio y hornéalo por 20 minutos.

Lavar y cortar la lechuga, luego aderézala con una emulsión de aceite y mayonesa

N.B Las cantidades indicadas se refieren a una porción, no hace falta decir que se puede hacer más y dividirlos entre el almuerzo y la cena.

Lenguado al horno con calabacines
Ingredientes:
- Lenguado 54 g
- Calabacines 100 g
- Aceitunas verdes 15 g
- Manteca de cerdo 9 g
- Rebanadas de pan tostado ricas en fibras 6 g
- Mantequilla 10 g
- Mayonesa 21 g
- Aceite de oliva extra virgen 23 g

Preparación:
Limpie el lenguado tratando de quitar los huesos y espinas y cocínelo sin piel envuelto en papel de aluminio, con sal, aceitunas y pimienta al gusto. Prepare la salsa compuesta de mayonesa y aceite. Cortar la manteca en cubos y añadirla a la salsa. Cortar los calabacines en juliana y saltearla unos minutos en la sartén con una gota de aceite. Poner el pescado y las verduras en el plato y verter la salsa. Servir con una rebanada empalmada de mantequilla.

Carne de res troceada con alcachofas
Ingredientes:
- Carne de vaca magra 39 g
- Alcachofas 60 g
- Manteca de cerdo 9 g
- Rebanadas de pan tostado ricas en fibra 4 g
- Mantequilla 10 g
- Aceitunas verdes 6 g
- Mayonesa 20 g
- Aceite de oliva extra virgen 22 g

Preparación:
Limpie las alcachofas quitando todas las hojas exteriores y manteniendo sólo el corazón que colocará en un recipiente con agua y limón. Cuando esté listo para cocinar, escurra muy bien y cocine al vapor o la plancha.
Cocina la carne troceada directamente en el horno a 180° o alternativamente en el sartén; colocar encima las alcachofas y la manteca de cerdo cortada muy fina. Decorar con aceitunas verdes y mayonesa.
Servir con las rebanadas de pan tostado empalmadas con mantequilla.

Recetas para los adultos

Querido lector o lectora, después de ver algunos ejemplos prácticos de recetas para niños, útiles para aperitivos prácticos o para almuerzos y cenas simples y rápidos, pasamos a las recetas para adultos. Verás que hay varias alternativas al pan y a la pasta y que realmente se pueden comer inclusive muchas cosas dulces.

Un último consejo que quisiera darte es el de incluir, en los análisis preliminares que debes hacerte antes de emprender la Dieta Cetogénica, los exámenes clínicos que excluyan la presencia de intolerancia a la lactosa o intolerancia al gluten.

Si tienes una u otra intolerancia tendrás que hacer más cambios en la preparación de las recetas.

¡Y ahora armémonos con ollas y cucharones y cocinemos!

- Sabrosos mordisquitos de pollo
- Brócoli y coliflor golosos
- Coliflor con queso
- Calabacines y langostinos
- Tarta de queso (Cheese cake)
- Sándwich de berenjenas
- Pepino delicioso
- Huevo escalfado y brócoli verde
- Salmón marinado
- Mousse de chocolate
- Rosquilla de coco y limón

• Ensalada de hongos crudos con tortilla a la parmesana
• Crema de espinacas
• Brochetas de salchichas y pimientos
• Lasaña de calabacines
• Risotto falso de hongos
• Pan cake keto
• Pan con sabor
• Tomates rellenos con salsa de atún
• Hamburguesa de brócoli
• Pizza cetogénica
• Calabacines con salmón
• Sándwich de ensalada
• Muffins de pollo
• Batido de espinacas y pepino
• Bacalao al horno

Sabrosos mordisquitos de pollo
Ingredientes:
- 2 pechugas de pollo rebanadas, cerca de 150 g
- Media cebolla roja
- Perejil
- Romero, fresco o seco
- 1 huevo batido
- Harina de almendras
- Jugo de limón
- Nuez moscada
- Pimienta y sal al gusto

Preparación:

Corte la pechuga de pollo en trozos pequeños, corte la cebolla y agregue un poco de romero y perejil. En un bol, agregue el pollo, cebolla, el romero, el perejil, la sal y la pimienta. Luego agregue el huevo batido (puede rallar la nuez moscada si quieres) y mezcle bien. Empaniza los bocados de pollo en harina de almendras, garbanzos o arroz.

Pon los nuggets de pollo en el horno hasta que estén dorados.

Dejar enfriar y luego hacer las porciones, poner en el congelador si no tienes que comértelos de inmediato.

Vierta la mezcla de cebolla, romero, perejil, sal y pimienta en los bocados y también si lo desea un tomate ¡Buen provecho!

Brócoli y coliflor golosos
Ingredientes:

- 1 cabeza de brócoli, alrededor de 200 g
- 1 cabeza de coliflor, alrededor de 300 gr
- 100 o 200 g de tocino tipo bacon
- 2 tomates frescos picados
- Medio de pepino fresco picado
- Media cebolla roja o blanca (ingrediente fresco)
- 2 cucharaditas de orégano
- Mayonesa (si lo desea)
- Sal y pimienta al gusto
- Aceite de oliva extra virgen y vinagre al gusto

Preparación:

Cortar el brócoli y la coliflor en trozos pequeños y cocinarlos en cacerolas separadas, en agua y sal durante unos 15 minutos, escurrir bien, ponerlas en un recipiente y añadir, el orégano, el aceite de oliva, una gota de vinagre de vino blanco, el tomate, el medio pepino picado y una pizca de pimienta. Caliente una gota de aceite de oliva en sartén y saltee un poco de cebolla y tocino hasta que estén crujientes.

¡Unir el tocino a la mezcla de brócoli y coliflor y buen provecho!

Si no utiliza el aceite para sazonar el brócoli opte por la mayonesa.

Coliflor con queso
Ingredientes:
- Una coliflor
- 100 g de tocino cortado en cubitos
- 1 diente de ajo
- 100 g de queso suizo (o Fontina)
- 100 g de queso parmesano rallado
- 200 ml de crema de cocina
- 50 ml de leche de almendras
- Nuez moscada al gusto
- Perejil al gusto
- Sal y pimienta al gusto

Preparación:

Primero caliente el horno a 200°C. Limpie y cocine la coliflor al dente, al vapor o en agua hirviendo con una pizca de sal. En una sartén antiadherente, freír el ajo en el aceite de oliva precalentado. Agregue leche y crema, hierva a fuego lento hasta que sea menos de un tercio.

Agregue el queso lentamente, revolviendo constantemente.

Cuando el queso se derrita, poner el coliflor en trozos pequeños en una cacerola y verter la salsa de queso sobre ella.

Hornee y cocine durante 15 minutos o hasta que esté dorado.

Calabacines y camarones

Ingredientes:

- 2 calabacines pequeños
- 100 g de camarones (los congelados están bien)
- 1 ajo machacado o triturado
- 50 g de champiñones, en trozos pequeños
- 150 g de espárragos en rodajas
- 200 g de espinacas
- Sal y pimienta al gusto

Preparación:

Cortar el calabacín en palitos, calentar una cucharada de aceite de oliva en una sartén no adherente y freír el ajo. Corte los espárragos en rodajas finas y cocínelos durante 2 minutos en la sartén con el aceite y el ajo. Agregue los champiñones, calabacines y camarones, cocine durante 2 minutos. Añadir las espinacas lavadas y escurridas, finalizar la cocción. Finalmente, agregar la sal y la pimienta y cocinar durante otros 5 minutos.

¡Sirva y disfrute de esta pasta falsa de calabacín!

Tarta de queso (Cheese cake)
Ingredientes:
Para la base:

- 150 g. de harina de avellanas
- 150 g. de avellanas
- 150 g. de mantequilla sin lactosa
- 50 g. de Stevia, equivalente a 90/100 g de azúcar

Para la crema de leche:

- 750 g. de queso crema sin lactosa
- Seis huevos
- Jugo de 3 limones
- 90 gr. de Stevia equivalente a unos 180 g de azúcar

Preparación:

¡Sí, durante la Dieta Cetogénica también puedes disfrutar de una deliciosa tarta de queso! Si no puedes comer harina de avellanas, puedes reemplazarla con harina de coco.

Prepara la base ablandando la mantequilla, derrítela en una cacerola pequeña a la que tendrás que añadir la harina de avellanas o coco, las avellanas y la Stevia. Mezclar bien, extender la mezcla en una bandeja para pasteles y poner en la nevera durante 30 minutos.

Mientras tanto preparar la crema, revolviendo el queso fresco con los huevos, la Stevia y el jugo de limón, revolver la mezcla hasta obtener una crema homogénea.

En este punto retire la base del pastel de queso de la nevera, agregue la crema recién preparada y hornee a

180°durante 40 minutos. Dejar enfriar y decorar con un poco con la cáscara de limón.

Sándwich de berenjenas
Ingredientes:

- 1 berenjena suficientemente grande o dos pequeñas
- 3 cucharadas de hummus
- 5 rebanadas de pechuga de pavo

Preparación:

Lavar la berenjena, cortarla a lo largo y ponerla en un recipiente con sal gruesa para eliminar el sabor amargo típico.

Después de aproximadamente media hora, asar las rodajas de berenjena y cuando estén calientes espolvorear tres rodajas con el hummus y poner sobre ellas las rodajas de pechuga de pavo. ¡Coloca encima las rodajas de berenjena restantes y disfruta!

Pepino delicioso
Ingredientes:

- 2 pepinos con la piel verde oscuro
- 100gr de pechuga de pavo, equivalentes a cuatro rodajas
- 4 cucharaditas de hummus o mayonesa.

Preparación:
Pelar los pepinos y cortarlos por la mitad longitudinalmente, sin las semillas en el medio, llenar la mitad de los pepinos con el hummus o la mayonesa, doblar la rebanada de pavo en cuatro y colocarlo en la parte del pepino que rellenaste, cerrar con la otra mitad y dejar reposar en la nevera durante 15 minutos.

Huevo escalfado y brócoli verde
Ingredientes:
- 1 brócoli de unos 500 gr
- 50 g de mantequilla
- 1 diente de ajo
- Dos huevos
- Pimienta negra recién molida
- 1 cucharada de crema de coco
- Sal al gusto

Preparación:

Primero retire las hojas exteriores y corte el brócoli en trozos pequeños, lave y deje a un lado. Derretir una cucharada de mantequilla en una sartén, agregue el ajo y cuando vea que está dorado quítelo y cocine el brócoli durante unos 5 minutos.

Retirar del fuego y dejar la sartén cubierta para que no se enfríen. Romper un huevo entero más la clara de otro huevo y colocarlos en un recipiente, mantener a un lado la yema de huevo. Freír el huevo entero y la clara de huevo en una sartén donde se haya anteriormente derretido una cucharada de mantequilla.

Preparar una salsa mezclando una cucharada de mantequilla con una cucharada de crema de coco.

Mezclar posteriormente la salsa de mantequilla y coco con la yema restante y añadir un puñado de pimienta negra recién molida, tienes que lograr conseguir una crema homogénea.

Compón el plato poniendo los huevos fritos primero, alrededor el brócoli y espolvorea con la crema.

Salmón marinado
Ingredientes:

- Filete de salmón natural
- 2 dientes de ajo picado,
- 6 cucharadas de aceite de oliva extra virgen
- 1 cucharadita de albahaca
- 1 cucharadita de sal,
- 1 cucharadita de pimienta negra
- Zumo de limón
- 1 cucharada de perejil fresco picado.

Preparación:

Preparar el adobo colocando en un bol dos dientes de ajo picado, una cucharadita de albahaca, una cucharadita de perejil picado, pimienta negra, sal, zumo de limón y aceite de oliva. Revuelve bien y deja reposar.

Mientras tanto, coloque el filete de salmón en un plato y vierta el adobo en él, déjelo reposar en el refrigerador durante aproximadamente una hora, girando el filete de vez en cuando para que quede completamente impregnado con el condimento.

Calentar el horno a 180° colocar el filete de salmón marinado en una bandeja de hornear antiadherente, teniendo cuidado de verter también el adobo, cocinar en el horno durante 35/40 minutos.

Mousse de chocolate
Ingredientes:
- 400 g de leche de coco
- 20 gr de chocolate extra negro
- 3 cucharadas de cacao amargo
- 1 pizca de sal
- 1 cucharadita llena de Stevia

Preparación:

Guarda la lata de leche de coco en la nevera una noche. Al día siguiente ábrelo y sin agitarlo, retire el líquido que se ha separado de la crema (puede usarlo para otras preparaciones, o beberlo por separado con jugo de naranja) y vierta la parte sólida en un recipiente. Añadir Stevia, cacao amargo y mezclar todo con un batidor hasta obtener una crema firme. Aparte de eso, rallar el chocolate extra negro en virutas.

Vierta la crema en 8 tazas y guárdelas en la nevera durante al menos dos horas. Espolvoree con las virutas de chocolate antes de servirla.

Rosquilla de coco y limón
Ingredientes:

- 250 ml de crema batida
- Tres Huevos
- 1 cucharadita de Stevia
- 90 g de harina de coco
- 1 paquete de polvos para hornear
- 100 g de mantequilla
- Jugo de un limón orgánico

Preparación:

Primero derretir la mantequilla en una sartén, una vez disuelta dejar que se enfríe y verter en un recipiente donde se agregará, la harina de coco, los huevos enteros, la cucharadita de Stevia, la levadura y el jugo de limón.

Agitar bien hasta obtener una mezcla suave y cremosa, verter en un molde de dona previamente enharinada (mantequilla y harina) y hornear a 180°durante 30 minutos.

¡Saca la rosquilla, deja que se enfríe y disfruta!

Ensalada de hongos crudos con tortilla a la parmesana
Ingredientes:
 • 100 g de hongos frescos
 • 1 diente de ajo finamente picado
 • Jugo de medio limón fresco
 • Perejil fresco picado
 • Sal marina de yodo
 • Pimienta negra
 • Aceite de oliva extra virgen
Para la tortilla
 • 1 huevo
 • 20 g de mantequilla
 • 50 g de queso parmesano
Preparación:
Pelar los champiñones con atención teniendo cuidado de eliminar el exceso de tierra. Cortarlos en rodajas finas, colocarlos en un recipiente, añadir el perejil y el ajo picados, el zumo de limón, la sal, la pimienta y el aceite de oliva. Revuelva bien y deje reposar unos minutos.

Poner la mantequilla en una cacerola, romper el huevo en un bol y mezclar con el queso parmesano, verterlo en la sartén con la mantequilla y empieza a cocinar la tortilla. Cuando esté listo, colócalo en un plato, vierta la ensalada de hongos y ¡disfrute!

Crema de espinacas

Ingredientes:

- 350g de espinacas frescas
- 1 diente de ajo
- Hierbas de cebolla secas
- Curry al gusto
- Sal gusto
- 1 Cuchara de aceita de oliva extra virgen
- 5 Hojas de menta

Preparación:

Lavar las espinacas y las hojas de menta. Calentar el aceite en una sartén a fuego lento, añadir las espinacas y las especias, saltear durante unos segundos. Agrega medio vaso de agua y cocinar, cuidando de tapar durante 15 minutos.

Después de este tiempo pasar las espinacas en una batidora, añadir la sal y remover hasta obtener una crema de la consistencia que prefieras.

Comer la crema acompañada de rebanadas de pan tostado integral si lo deseas.

Brochetas de salchichas y pimientos
Ingredientes:
- 3 salchichas de pollo
- 1/2 Calabacín
- 1 pimiento verde pequeño
- 1 ramita de romero
- Sal al gusto
- Pimienta blanca

Preparación:
Limpie cuidadosamente la ramita de romero de las hojas y consiga un pincho. Lave cuidadosamente el pimiento y el calabacín, corte los pimientos en trozos cuadrados y el calabacín en rodajas no demasiado finas.

Hierve las salchichas de pollo como se muestra en el paquete y luego, cuando estén listas, córtelas en pedazos.

Ahora compón el pincho alternando los ingredientes. Sazona ligeramente con sal marina yodada y pimienta blanca. Cocina el pincho en el horno, en una cacerola adherente o a la parrilla.

Lasaña de calabacines
Ingredientes:
- 250 g de calabacines medianos
- 25 g de queso parmesano
- 225 g de ricota
- 125 g de feta griega
- 125 g de mozzarella
- 50 g de queso parmesano para rallar

Preparación:

Lava bien los calabacines y córtalos a lo largo. Ponerlos en una bandeja para hornear antiadherente, espolvorea las rodajas de calabacín con un poco de parmesano y hornea durante 10 minutos hasta que estén doradas.

Preparar el queso crema, revolviendo los cubos de ricota, feta y mozzarella, añadir un poco de aceite de oliva si es necesario.

Coloque una capa de calabacín y una capa de queso crema en una bandeja para hornear, repita la operación hasta que termines todos los ingredientes. La última capa debe ser de queso. Añadir un poco de parmesano para obtener el efecto gratinado y hornear a 180 grados, durante 45-50 minutos.

Hornea la lasaña de calabacín, ¡déjala descansar cinco minutos y disfruta!

Risotto falso de hongos
Ingredientes:

- Una coliflor
- 1 cebolla pequeña
- 150 g de champiñones
- Perejil
- Sal
- Aceite de oliva extra virgen
- 1 diente de ajo
- ½ Zanahoria
- 1 Tallo de apio

Preparación:

Lava cuidadosamente todas las verduras. Quita las hojas y el tallo a la coliflor y la rállalo utilizando un rallador con agujeros medianos, para mayor comodidad, se puede mezclar la coliflor en la batidora teniendo cuidado de no hacer una "pasta" (al final debe dar la idea de arroz, como si fuera granos medianos). Cortar los champiñones y zanahorias en rodajas, cortar la cebolla, el ajo y el apio en trozos muy pequeños.

En una sartén antiadherente ponga los champiñones, el apio, la zanahoria, la mitad del perejil, el ajo, la cebolla y un vaso de agua con una pizca de sal y cocínalo durante 10 minutos.

Añadir el "arroz" de coliflor y añadir un poco más de sal, poner todo en la sartén con un poco de aceite, tomará unos minutos, justo el tiempo suficiente para dorar el arroz de coliflor.

Apaga el fuego y espolvoree con perejil finamente picado.

Este plato muy simple de preparar es buenísimo si se come ya sea caliente o frío.

Pan cake keto

Ingredientes:

- 110 g de yogur griego seco o queso crema
- 2 huevos enteros
- Mantequilla para untar el molde de hornear

Además, se puede degustar el pastel de keto Pan con:

- Cacao amargo
- Esencia de vainilla
- Edulcorante
- Corteza de limón rallada

Preparación:

Romper los dos huevos en un recipiente, añadir lentamente el yogur o el queso cremoso, teniendo cuidado de remover en la misma dirección, continuar hasta obtener una mezcla cremosa, sólo necesitarás cinco minutos, pero alternativamente puede verter los ingredientes en una batidora o licuadora y batir durante dos minutos.

Prepara una sartén antiadherente, dejando derretir la mantequilla, Con la ayuda de un cucharón verter una pequeña cantidad de la mezcla en el sartén, dejar que se cocine durante unos dos minutos y luego girar hacia el otro lado por un minuto.

Cuando hayas preparado todos los panecillos se pueden espolvorear con cacao en polvo, o puedes añadir algunas frutas rojas o un poco jarabe sin azúcar.

N.B: Si deseas saborearlos durante la cocción, vierte la esencia de vainilla o el jugo de limón en la masa y luego procede como se indica.

Pan con sabor
Ingredientes:
- 250 g de mozzarella cortada en cubitos
- 150 g de queso grana rallado
- Dos huevos

Preparación:
Bueno, ¿quién dijo que durante la Dieta Cetogénica tienes que renunciar al sándwich clásico? ¡Obviamente hecho de una manera cetogénica, pero igualmente bueno!

Primero se rompen los huevos en un bol, se añade la mozzarella picada y el que grana rallado, se mezclan bien para que el huevo se una a los quesos. Prepara una bandeja para hornear con un poco de papel encerado y verte pequeñas cantidades de la mezcla, machacándola un poco, como si estuvieras haciendo galletas.

También puedes saborear los sándwiches con sésamo o romero, o quizás con algún condimento de tu gusto.

Hornea a 180°durante 15–20 minutos.

¡Listos! Aquí tienes algunos sándwiches crujientes listos para rellenar a tu gusto.

Tomates rellenos con salsa de atún
Ingredientes:

- 2 tomates grandes, mejor si son rojos o verdes
- Dos huevos
- 150 g de atún natural
- 2 cucharaditas de mayonesa ligera
- Sal fino
- Jengibre o especias preferidas
- Aceitunas negras
- Envasado en vinagre para decorar

Preparación:

Lavar los tomates y cortarlos por la mitad, quitar delicadamente todas las semillas que puedas con la ayuda de una cucharita. Después, poner a hervir agua en una olla. Cuando hierva poner los dos huevos enteros y cocinar durante unos 20 minutos.

Cuando los huevos estén listos, enfríalos bajo el chorro de agua, retira la cáscara y corta los huevos en un recipiente, agrega el atún, la sal y dos cucharadas de mayonesa, mezcla bien todo hasta obtener una consistencia cremosa. La alternativa es mezclar todo con la ayuda de un mezclador.

Llena los tomates con la mezcla y decora con las aceitunas negras o los con los envasados que hayas escogido.

Hamburguesa de brócoli
Ingredientes:
- 350 g de brócoli
- 350 g de carne molida magra
- 1 huevo
- 20 g de queso grana rallado
- 2 lonjas de queso
- Sal y la pimienta

Preparación:

Retira las hojas exteriores del brócoli, corta el torso y córtelas en trozos pequeños, hierve el agua, cuando esté lo suficientemente caliente vierte el brócoli y cocínalo durante unos diez minutos. Mientras tanto, pon la carne molida en un recipiente y añade: unas gotas de limón, una pizca de sal y pimienta, el queso rallado y el huevo. Escurrir el brócoli y añadir a los otros ingredientes ya en el recipiente, con las manos o la ayuda de una cuchara comienza a mezclar todo, hay que obtener una mezcla muy compacta parecida a la de las albóndigas.

Cuando hayas terminado, prepara una bandeja antiadherente para hornear con un poco de aceite, mientras tanto, toma pequeñas porciones de masa para formar las bolitas que luego se aplastan consiguiendo la forma clásica de la hamburguesa.

Enciende el fuego, tan pronto como el aceite se caliente, coloca las hamburguesas y cocínalas hasta que empiecen a dorarse, gíralas de vez en cuando. Cuando estén casi cocinadas, añade a cada una, una lonja de que y deja que se derrita un poco.

Comete las hamburguesas de brócoli inmediatamente para disfrutarlas.

Pizza cetogénica

Ingredientes:

Para la salsa:

- 3 cucharadas de salsa de tomate
- 1 cucharadita de orégano seco
- 150 g de queso mozzarella picado o queso rallado
- 50 g de pimientos o calabacines o berenjenas
- Aceitunas negras o verdes (opcional)
- Aceite de oliva extra virgen

Para la base:

- 4 huevos enteros
- 200 g de queso Emmental
- 100 gr de queso mozzarella

Preparación:

¿Quién dijo que durante la Dieta Cetogénica, tienes que renunciar a una sabrosa pizza? Con esta sencilla receta verás cómo puedes hacer una pizza sin harina ni levadura.

Toma un tazón grande y rompe los huevos en el interior, agrega la mozzarella cortada en cubitos y el queso suizo, como desees, puedes reemplazar el suizo con provolone. Revuélvelo hasta obtener una mezcla homogénea. Preparara una bandeja de horno con un poco de papel encerado y precalienta el horno.

Vierte la mezcla en el papel de cocción y con la ayuda de un rodillo de pastelería extiendela para formar la base de la pizza.

Hornea durante 15 minutos, la base debe ser dorada y compacta. Sácala y déjala reposar durante dos minutos.

Ahora es el momento de rellenar nuestra pizza.

En la base recién preparada vierte el puré de tomate en el centro y extiéndelo teniendo cuidado de dejar el borde clásico de la pizza. Luego coloca los cubos de mozzarella, el orégano, los pimientos o la verdura que prefieras, finalmente las aceitunas y no olvide un poco de aceite de oliva.

¡Ponlo en el horno por otros cinco minutos y eso es todo! La pizza se puede sazonar con otros ingredientes como se desee y la base también se puede utilizar para acompañar las verduras.

Calabacines con salmón

Ingredientes:

- 2 Calabacines verdes
- 200 g de salmón ahumado
- 2 Cucharadas de aceite de oliva
- Sal y la pimienta
- 50 g de queso de Filadelfia
- 100 ml nata de cocina
- Algunas hojas de albahaca molidas
- Zumo de limón

Preparación:

Lava bien los calabacines y cortarlos finamente a lo largo. Poner las rodajas de calabacín en un recipiente con sal y machacarlas para sacar el exceso de agua, dejar reposar durante 5/10 minutos.

Mientras tanto, mezcla el queso crema, la nata y el jugo de limón en una cacerola.

Cocina a fuego lento durante unos minutos removiendo constantemente.

Baja el fuego y añade sal, pimienta, albahaca picada, y el salmón ahumado cortado en tiras finas.

Pon el aceite en una sartén a fuego medio. Añade las rodajas de calabacín y fríelas durante un minuto o dos.

¡Vierte el calabacín en un plato, encima la salsa de salmón y disfruta, buen provecho!

Sándwich de ensalada
Ingredientes:
    • 1 Bol de ensalada tipo lechuga, alternativamente
    ensalada tipo iceberg
    • 300 g de tomates cherry
    • 50 g de mantequilla
    • 100 g de queso suizo
    • 1 aguacate
Preparación:
Retira las hojas exteriores de la lechuga o del iceberg, separa las hojas restantes y lávalas cuidadosamente bajo el chorro de agua fría, colócalas sobre papel absorbente para secarlas un poco.
Corta los tomates cherry en rodajas, corta el aguacate y el queso suizo, unta un poco de mantequilla en las hojas de ensalada y tumba encima el resto de los ingredientes, ¡cierra las hojas como si fueran un sándwich y buen apetito!

Muffins de pollo
Ingredientes:
- 2 cucharadas de mozzarella picada
- 110 g de pechuga de pollo
- 1 diente de ajo
- 1 cucharada de aceite de oliva extra virgen
- 1 huevo grande
- Uno o dos chiles verdes
- 1 cucharadita de cilantro fresco
- 1 pizca de pimienta negra
- 1 pizca de sal

Preparación:

Calentar el aceite y poner el ajo a freír para darle sabor, cortar las pechugas de pollo en cubitos o tiras, quitar el ajo y saltear el pollo hasta que parezca dorado. Retirar del fuego y dejar enfriar.

Romper el huevo en un recipiente, añade la mozzarella, sal, chile y cilantro (si no te gusta el chile, se puede utilizar solo la pimienta), mezclar todo y dejar descansar el tiempo suficiente para preparar los moldes para los muffins, Te aconsejo que cubras los moldes de papel para hornear.

Vierte la mezcla de huevo y mozzarella en los moldes, agrega los trozos de pollo y hornéalos en el horno precalentado durante 10–15 minutos.

Deja enfriar los Muffins de pollo durante cinco minutos antes de servir.

Batido de espinacas y pepino
Ingredientes:

- 70 g de espinacas
- 120 g de leche de coco
- Mitad de un pepino
- 1 cucharadita de Stevia o edulcorante de tu elección
- 1 cucharada de aceite de coco
- Hielo

Preparación:

Lava las espinacas y ponlas en una licuadora, luego añadir 3 cubos de hielo, leche de coco, Stevia y aceite de coco. Pelar el pepino y cortarlo en cubos, añadiéndolo a la batidora.

Batir la mezcla durante 1-2 minutos hasta que todos los ingredientes estén bien incorporados.

Bacalao al horno

Ingredientes:

- 180 g de filetes de bacalao
- 1 cucharada de mantequilla, ablandada
- 2 cucharaditas de dientes de ajo picados
- Media cucharada de mostaza
- 1 cucharada de aceite de oliva extra virgen
- Media cucharada de zumo de limón recién exprimido
- 1 cucharadita de perejil

Preparación:

En un bol mezcla la mantequilla, el ajo, el perejil, el jugo de limón, la mostaza y las aceitunas negras.

Calentar a fuego medio, una sartén antiadherente con aceite y luego poner a cocinar el filete de bacalao (es bueno también el congelado), añadir sal y pimienta y cocinar durante 3– 4 minutos por cada lado.

Retira del fuego y prepara una bandeja para hornear con un poco de papel para encerado, precalienta el horno.

Coloca los filetes de bacalao en el papel de horno, vierte la salsa de mantequilla sobre él y hornéalo durante 5–10 minutos como máximo. Al final, el bacalao será muy tierno y sabroso.

Glosario

Querido lector o lectora, bienvenido al final de este libro que espero te haya hecho descubrir las virtudes de la Dieta Cetogénica. Antes de cerrar este libro te dejo un glosario útil para aprender más acerca de algunos ingredientes utilizados en las recetas.

Cetosis: o acetonemia (un término más conocido en la infancia) es un síntoma del metabolismo alterado por los ácidos grasos. La cetosis fisiológica o dietética ocurre durante el ayuno prolongado (después de 2-3 días) y la privación de carbohidratos a largo plazo.

• Stevia: edulcorante natural libre de calorías, derivado de una planta herbácea perenne.

• Leche de coco: es un tipo de leche vegetal obtenida añadiendo agua caliente a la pulpa de coco seca.

• Mantequilla de ghee: también conocida como mantequilla turbia, proviene de la ebullición de mantequilla normal que pierde su contenido de lactosa, proteína y agua gracias a este procedimiento.

Arroz shiratak: es un arroz obtenido de una planta a través de la cual se produce harina de glucomanano, extraída de una raíz asiática llamada Konjac. Glucomanano es una fibra vegetal que tiene la capacidad de aumentar hasta 80-100 veces su volumen, formando una masa gelatinosa que promueve el sentido de saciedad

www.ingramcontent.com/pod-product-compliance
Lightning Source LLC
Chambersburg PA
CBHW070800250726
48662CB00004B/1896